LA MENTE Y EL CEREBRO

BREVE INTRODUCCION

Siempre nos hemos preguntado que, relación habría entre la mente y el cerebro, pues en este libro vamos a desvelar esa relación que nos tiene a los humanos tan pensativos.

Espero que pueda aportar una descripción entre ambas, para comprender mejor la relación.

Es un tema complejo y a la vez fascinante.

PRIMERA PARTE

La relación entre la mente y el cerebro es un tema fascinante y complejo en la neurociencia y la filosofía. Aunque a menudo se utilizan indistintamente, la mente y el cerebro se refieren a conceptos distintos pero interrelacionados.

El cerebro es un órgano físico que forma parte del sistema nervioso central. Está compuesto por billones de células nerviosas llamadas neuronas, que se comunican entre sí mediante señales eléctricas y químicas. El cerebro desempeña un papel crucial en el procesamiento de información sensorial, el control del movimiento, las emociones, la memoria, el pensamiento y otras funciones cognitivas.

Por otro lado, la mente es un concepto más abstracto que se refiere a la conciencia, los pensamientos, las emociones, las percepciones y la experiencia subjetiva en su conjunto. Es la entidad que interpreta, comprende y da significado a la información procesada por el cerebro. La mente no tiene una ubicación física específica en el cerebro, pero emerge de la actividad neural compleja.

La pregunta fundamental sobre la relación entre la mente y el cerebro se conoce como el problema mente-cuerpo.

Hay varias teorías que abordan esta cuestión:

1.-Monismo materialista: Esta perspectiva sostiene que la mente y el cerebro son una y la misma cosa. Todas las experiencias mentales y la conciencia pueden reducirse a procesos físicos y químicos en el cerebro.

2.-Dualismo: El dualismo propone que la mente y el cerebro son entidades separadas.

Esta idea h tenido varias formas a lo largo de la historia, desde el dualismo de sustancias (mente y cuerpo son dos sustancias diferentes) hasta el dualismo de propiedades (la mente y el cerebro son diferentes aspectos de la misma realidad).

3.-Monismo idealista: Esta perspectiva sugiere que solo existe la mente, y el mundo material es una construcción de la mente. En este enfoque, el cerebro y el mundo físico son productos de la mente.

4.-Monismo neutral: Argumenta que tanto la mente como el cerebro pueden describirse en términos de una tercera entidad neutral, como la información o los estados neuronales.

La ciencia moderna tiende a apoyar una visión más materialista, considerando que la mente surge de la actividad cerebral y está estrechamente vinculada a ella. Las neurociencias han demostrado cómo ciertas funciones mentales, como la memoria y la percepción, se correlacionan con áreas específicas del cerebro y cómo las lesiones cerebrales pueden afectar la cognición y la experiencia.

Sin embargo, el problema de cómo los procesos físicos en el cerebro dan lugar a la experiencia subjetiva de la mente, conocido como el problema difícil de la conciencia, sigue siendo un área de debate y exploración en curso en la filosofía y la neurociencia.

SEGUNDA PARTE

Funciones del Cerebro

El cerebro es uno de los órganos más complejos y vitales del cuerpo humano. Tiene muchas funciones esenciales que abarcan desde el control básico de las funciones corporales hasta procesos cognitivos superiores.

Aquí hay una descripción ampliada de algunas de las funciones principales del cerebro:

1.-Procesamiento sensorial: El cerebro recibe y procesa información sensorial proveniente de los sentidos, como la vista, el oído, el olfato, el gusto y el tacto. Esta información se traduce en percepciones conscientes, lo que nos permite entender y experimentar el mundo que nos rodea.

2.-Control motor: El cerebro regula el movimiento voluntario e involuntario del cuerpo. Las áreas motoras del cerebro planifican y ejecutan los movimientos musculares, permitiéndonos caminar, hablar, escribir y realizar una variedad de actividades físicas.

3.-Memoria: El cerebro almacena y recupera información a través de la memoria. Se han identificado diferentes tipos de memoria., como la memoria a corto plazo, la memoria a largo plazo y la memoria de trabajo, que nos permiten recordar hechos, eventos, habilidades y experiencias pasadas.

4.-Emoción y regulación emocional: El cerebro desempeña un papel crucial en la generación y el procedimiento de emociones.

Las áreas cerebrales como amígdala y la corteza prefrontal están involucradas en la detección y regulación de las respuestas emocionales.

5.-Pensamiento y cognición: El cerebro es el centro de la cognición, que abarca procesos como el pensamiento, el razonamiento, la resolución de problemas, la atención y la toma de decisiones.

La corteza cerebral, especialmente en las áreas asociadas con la cognición superior, es responsable de estas funciones.

6.-Lenguaje: La capacidad de comprender y producir lenguaje reside en áreas específicas del cerebro, como el área de Broca y el área de Wernicke. Estas áreas trabajan en conjunto para el procesamiento lingüístico, permitiéndonos comunicarnos y expresar ideas.

7.-Funciones ejecutivas: Estas funciones implican la planificación, la organización, el autocontrol, la inhibición de respuestas impulsivas y la toma de decisiones. La corteza prefrontal es particularmente importante en la ejecución de estas funciones.

8.-Conciencia y autorreflexión: El cerebro es responsable de la conciencia, que es la experiencia subjetiva de estar vivo y consciente. Además, nos permite tener una autorreflexión, es

decir, la capacidad de pensar en nuestros propios pensamientos y experiencias.

9.-Regulación autónoma: El cerebro controla muchas funciones automáticas del cuerpo a través del sistema nervioso autónomo. Esto incluye funciones como la frecuencia cardíaca, la presión arterial, la digestión y la respiración.

10.-Homeostasis: El cerebro también mantiene la homeostasis, que es el equilibrio interno del cuerpo, regulando aspectos como la temperatura corporal, el equilibrio de líquidos y la concentración de glucosa en sangre.

Estas funciones son solo una muestra de la amplia gama de tareas que el cerebro lleva a cabo para mantener el funcionamiento del organismo y permitir la experiencia humana. Cada función se basa en la interacción de diferentes regiones cerebrales que trabajan en conjunto de manera compleja y altamente coordinada.

TERCERA PARTE

FUNCIONES MOTORAS DEL CUERPO HUMANO

Las funciones motoras del cuerpo humano están controladas por áreas específicas del cerebro, principalmente en la corteza motora y otras regiones relacionadas.

Aquí hay una descripción de cómo el fallo del cerebro puede afectar las funciones motoras:

1.-Corteza Motora Primaria: Esta área es responsable de la planificación y ejecución de los movimientos voluntarios. Si esta área se daña, puede provocar debilidad muscular, dificultad para iniciar o controlar movimientos precisos, y en casos extremos, la parálisis de ciertas partes del cuerpo.

2.-Corteza Motora Secundaria: Esta área está involucrada en la coordinación de movimientos complejos y en la adaptación de los movimientos según las situaciones cambiantes. Un daño a esta área puede llevar a movimientos descoordinados y torpes.

3.-Cerebelo: Aunque no es una parte de la corteza cerebral, el cerebelo desempeña un papel fundamental en la coordinación y el refinamiento de los movimientos. Un daño al cerebelo puede resultar en movimientos inestables, falta de coordinación y problemas de equilibrio.

4.-Ganglios Basales: Estas estructuras están involucradas en la planificación y la regulación de movimientos automáticos y habituales. Problemas en los ganglios basales pueden dar lugar a movimientos involuntarios excesivos (como en la enfermedad de Parkinson) o dificultades en la iniciación y el control de movimientos (como en la enfermedad de Huntington).

5.- Vías Motoras: Las vías motoras transmiten las señales desde el cerebro hasta la médula espinal y luego a los músculos, permitiendo la ejecución de movimientos. Si estas vías se ven afectadas debido a un daño en el cerebro, se pueden experimentar debilidad, parálisis o dificultades en el control muscular.

En resumen, el cerebro desempeña un papel importante en la regulación de las funciones motoras del cuerpo humano.

El daño cerebral, ya sea debido a lesiones, accidentes cerebrovasculares, trastornos neurológicos u otras causas, puede tener un impacto directo en la capacidad del cuerpo para moverse y coordinar movimientos de manera efectiva.

<h1 style="text-align:center">CUARTA PARTE</h1>

Es importante evitar clasificar los órganos del cuerpo humano en términos de importancia absoluta, ya que cada órgano tiene funciones únicas y vitales que contribuyen al funcionamiento global del organismo. Sin embargo, es cierto que el cerebro es un órgano extremadamente complejo y esencial para muchas funciones clave que permiten la vida humana y la experiencia consciente.

Aquí hay algunas razones por las cuales el cerebro es considerado un órgano altamente importante:

1.-Control del cuerpo: El cerebro controla y coordina las funciones de todos los demás sistemas y órganos del cuerpo. Sin cerebro, la comunicación entre los sistemas nervioso, muscular, circulatorio y otros sería imposible, lo que afectaría drásticamente el funcionamiento del organismo.

2.-Cognición y conciencia: El cerebro es el asiento de la cognición, que incluye procesos como el pensamiento, la percepción, la memoria y la toma de decisiones. También es responsable de la conciencia, la autorreflexión y la experiencia subjetiva.

3.-Movimiento y coordinación: El cerebro controla los movimientos voluntarios e involuntarios del cuerpo, permitiendo la movilidad, la coordinación y el equilibrio.

4.-Emociones y comportamiento: El cerebro desempeña un papel clave en la generación y el procesamiento de emociones, lo que influye en el comportamiento y las respuestas emocionales.

5.-Homeostasis: El cerebro regula constantemente las condiciones internas del cuerpo para mantener la homeostasis, asegurando que los niveles de diferentes sustancias y funciones se mantengan en rangos adecuados para el funcionamiento óptimo.

6.-Adaptación y aprendizaje: El cerebro tiene la capacidad de adaptarse y aprender a través de la plasticidad cerebral, lo que permite que el organismo se ajuste a nuevos desafíos y entornos cambiantes.

Si bien el cerebro es vital y su funcionamiento es esencial para la vida humana, es importante recordar que el cuerpo humano es un sistema altamente interconectado en el que cada órgano y sistema cumple una función única y esencial para el bienestar general. Por lo tanto, en lugar de tratar de clasificar la importancia de los órganos, es más preciso considerar cómo trabajan juntos para mantener la salud y el funcionamiento del organismo en su conjunto.

QUINTA PARTE

Se puede recuperar el cerebro después de un accidente cerebral

En primer lugar, hay que saber lo que es un accidente cerebral para luego saber si éste se puede recuperar.

En un accidente cerebral, hay un fallo en el funcionamiento normal de cerebro debido a algún tipo de lesión o daño.

Un accidente cerebral generalmente se refiere a una lesión súbita en el cerebro que puede ser causada por una variedad de factores, como un traumatismo en la cabeza, un derrame cerebral (accidente cerebrovascular), una hemorragia intracraneal, una lesión traumática, entre otros.

Las consecuencias de un accidente cerebral dependen del tipo y la gravedad del daño que haya ocurrido en el cerebro.

Algunos posibles efectos de un accidente cerebral pueden incluir:

1.-Cambios cognitivos: Pueden ocurrir dificultades en la memoria, la atención, el razonamiento y otras funciones cognitivas debido al daño cerebral.

2.-Problemas motores: Dependiendo del área afectada, puede haber debilidad, parálisis o dificultad en el control de los movimientos.

3.-Alteraciones del habla y el lenguaje: El daño cerebral puede afectar la capacidad de comprender o expresar el lenguaje de manera efectiva.

4.-Cambios en la personalidad y el comportamiento: Las lesiones cerebrales pueden influir en el estado de ánimo, las emociones y el comportamiento de una persona.

5.-Problemas sensoriales: Daños en áreas sensoriales del cerebro pueden llevar a problemas con la percepción sensorial, como la visión o el sentido del tacto.

6.-Problemas de coordinación y equilibrio: Si el cerebro o las vías motoras se ven afectadas, pueden surgir problemas de coordinación y equilibrio.

7.-Pérdida de conciencia: En casos graves, un accidente cerebral puede causar pérdida de conciencia o incluso el coma.

8.-Dificultad en la regulación autónoma: El sistema nervioso autónomo puede verse afectado., lo que podría llevar a problemas en la regulación de funciones como la frecuencia cardíaca y la presión arterial.

La recuperación después de un accidente cerebral depende de la extensión del daño, la ubicación y la capacidad de adaptación del cerebro.

La rehabilitación, la terapia ocupacional, la fisioterapia y otros enfoques médicos pueden ser parte del proceso de recuperación para minimizar las secuelas y mejorar la calidad de vida.

Es importante tener en cuenta que cualquier signo de un accidente cerebral, como dolor de cabeza intenso, dificultades para hablar, debilidad en un lado del cuerpo o cambios en la visión, debe ser tomado en serio y requerir atención médica inmediata, ya que el diagnóstico y el tratamiento tempranos pueden marcar una diferencia significativa en el resultado.

Si se puede recuperar en muchos casos el cerebro, ya que tiene la capacidad de recuperarse y adaptarse después de un accidente cerebral. Esta capacidad de recuperación se llama plasticidad cerebral.

La plasticidad cerebral permite que el cerebro reorganice sus conexiones neuronales y funciones para compensar el daño causado por lesiones o accidentes cerebrales. Sin embargo, la cantidad y la velocidad de recuperación pueden variar según varios factores, incluyendo la gravedad de la lesión, la ubicación y el alcance del daño, la edad de la persona y la atención médica recibida.

Aquí hay algunos aspectos a considerar sobre la recuperación del cerebro después de un accidente cerebral:

1.-Rehabilitación: La rehabilitación es una parte fundamental del proceso de recuperación.

Terapias físicas, ocupacionales y del habla, así como otros tipos de terapia, pueden ayudar a mejorar las funciones afectadas y a desarrollar nuevas habilidades para compensar las deficiencias.

2.-Plasticidad cerebral: El cerebro puede reorganizarse y adaptarse a través de la plasticidad. Las áreas dañadas, lo que puede conducir a la recuperación funcional.

3.-Ejercicio y estimulación: La actividad física y mental pueden promover la plasticidad cerebral y la recuperación. Estimular el cerebro a través de ejercicios cognitivos, desafíos intelectuales y actividades físicas puede ayudar a mejorar la función cerebral y a acelerar la recuperación.

4.-Tiempo: La recuperación puede ser un proceso gradual que puede ser un proceso gradual que puede llevar semanas, meses o incluso años. Es importante tener paciencia y mantener un enfoque positivo durante el proceso de recuperación.

5.-Atención médica: La atención médica temprana y adecuada es esencial para optimizar las posibilidades de recuperación. Un diagnóstico y tratamiento rápidos pueden minimizar el daño y facilitar la rehabilitación.

6.-Apoyo emocional: El apoyo emocional y psicológico también juega un papel crucial en la recuperación. Tener una red de apoyo sólida puede ayudar a lidiar con los desafíos emocionales y psicológicos que a menudo acompañan a las lesiones cerebrales.

Es importante tener en cuenta que la recuperación puede variar en cada persona y en función de la naturaleza de la lesión. En algunos casos, es posible que no se recupere la función completa, pero se pueden logar mejoras significativas en la

calidad de vida y la funcionalidad con tiempo y el esfuerzo adecuado.

SEXTA PARTE

La cuestión de si la mente y el cerebro pueden separarse es un tema complejo y debatido en la filosofía, la psicología y la neurociencia. La mayoría de las perspectivas actuales en la ciencia sugieren que la mente y el cerebro están íntimamente conectadas y no pueden separarse completamente en términos de función y experiencia.

Aquí algunas formas:

1.-Emergencia de la mente: La mente se considera una propiedad emergente de la actividad cerebral compleja. Esto significa que, aunque la mente surge de la actividad cerebral, no puede reducirse a procesos neuronales individuales. En lugar de ser una entidad separada, la mente es una manifestación de la actividad y las interacciones de las neuronas en el cerebro.

2.-Efectos de las lesiones cerebrales: Las lesiones cerebrales, ya sea por accidentes, enfermedades o lesiones, a menudo tienen efectos directos en la experiencia mental. Cambios en la actividad cerebral puede dar lugar a cambios en el pensamiento, la percepción, las emociones y otras funciones mentales.

3.-Efectos de drogas y sustancias: Sustancias que afectan la actividad cerebral, como drogas y medicamentos, también

pueden alterar la mente y la experiencia consciente. Esto sugiere una interconexión entre las funciones cerebrales y la experiencia mental.

4.-Imágenes cerebrales: Las tecnologías de imágenes cerebrales, como la resonancia magnética funcional, han demostrado correlaciones directas entre la actividad cerebral y funciones cognitivas específicas. Estas correlaciones respaldan la idea de que la mente y el cerebro están estrechamente vinculadas.

5.-Plasticidad cerebral: La capacidad del cerebro para cambiar y adaptarse (plasticidad) en función de la experiencia sugiere una conexión profunda entre la mente y el cerebro. La mente influye en la forma en que el cerebro se reorganiza en respuesta a las experiencias.

Aunque no se ha encontrado una ubicación física específica de la mente en el cerebro, las teorías actuales sugieren que la mente es una propiedad emergente de la complejidad y la organización de la actividad neural en todo el cerebro.

En resumen, mientras que algunas perspectivas históricas y filosóficas sugieren la separación entre la mente y el cerebro, la comprensión actual en la ciencia apunta a una estrecha interconexión entre ambos. La mente emerge de la actividad cerebral y no se puede separar fácilmente de él. Las

investigaciones y el debate continúan para comprender mejor la relación entre estos conceptos complejos.

La mente según deducimos, es el órgano pensante y el cerebro el ejecutor.

Es una forma significada de entender la relación entre mente y el cerebro, pero sigue siendo importante tener en cuenta que la realidad es mucho más compleja.

En la analogía que planteamos, podríamos decir que la mente es donde ocurre el pensamiento, la conciencia y la experiencia subjetiva, mientras que el cerebro es el órgano que está involucrado en la ejecución y procesamiento de estas funciones mentales. Sin embargo, incluso esta analogía no captura completamente la interacción bidireccional y la complejidad de cómo la mente y el cerebro trabajan juntos.

Es importante recordar que, si bien esta analogía puede ser útil para simplificar la comprensión, en realidad, la mente y el cerebro están íntimamente conectados en un proceso complejo y bidireccional. La mente emerge de la actividad cerebral y la actividad cerebral también puede ser influenciada por los procesos mentales. La relación entre la mente y el cerebro es uno de los temas más desafiantes y emocionantes en la filosofía, la psicología y la neurociencia.

SEPTIMA PARTE

DESARROLLO DE LA MENTE A TRAVÉS DE LA FILOSOFÍA

La filosofía puede jugar un papel importante en el desarrollo y la exploración de la mente. A lo largo de la historia, la filosofía ha abordado preguntas fundamentales sobre la naturaleza de la mente, la conciencia y la experiencia humana. Al involucrarse en la reflexión filosófica, es posible profundizar en la comprensión de la mente desde una perspectiva conceptual y teórica.

Aquí9 hay algunas formas en las que la filosofía puede contribuir al desarrollo de la mente:

1.-Filosofía de la mente: Esta rama de la filosofía se dedica específicamente a explorar cuestiones relacionadas con la naturaleza de la mente, la conciencia y los procesos mentales. Preguntas como ¿Qué es la mente ¿, ¿Cómo surge la conciencia? Y ¿Cuál es la relación entre la mente y el cerebro? Son objeto de estudio en la filosofía de la mente.

2.-Ética y moral: La filosofía ética y moral involucra la reflexión sobre cuestiones de comportamiento, valores y decisiones, Explorar temas éticos puede ayudar a desarrollar una mayor comprensión de los procesos de toma de decisiones, la formación de valores y la motivación detrás de las acciones.

3.-Filosofía de la percepción: Esta rama se ocupa de la naturaleza de la percepción sensorial y cómo interpretamos el mundo a través de nuestros sentidos. La filosofía de la percepción puede influir en cómo comprendemos la relación entre nuestras experiencias sensoriales y nuestra interpretación cognitiva de ellas.

4.-Epistemología: La epistemología examina la naturaleza del conocimiento y cómo lo adquirimos. Al explorar preguntas sobre cómo sabemos lo que sabemos y cómo justificamos nuestras creencias, la epistemología puede influir en nuestra forma de pensar críticamente y evaluar la información.

5.-Filosofía existencial: La filosofía existencial se centra en cuestiones sobre el significado y propósito de la vida, así como en la naturaleza de la existencia humana. Explorar estas preguntas puede llevar a una mayor autoconciencia y comprensión de las motivaciones y objetivos personales.

6.-Lógica y pensamiento: La filosofía fomenta el desarrollo de habilidades de pensamiento crítico, razonamiento lógico y argumentación sólida. Estas habilidades pueden mejorar la capacidad de analizar y evaluar conceptos, lo que a su vez puede fortalecer la mente en términos de habilidades cognitivas.

En resumen, la filosofía proporciona un marco conceptual y técnico para explorar y comprender la mente y la experiencia humana desde diferentes ángulos. Al involucrarse en la reflexión

filosófica, puedes desarrollar una compensación más profunda y matizada de la mente y sus diversas facetas.

OCTAVA PARTE

LA PSICOLOGÍA Y LA MENTE

En psicología, la mente es un objeto central de estudio y análisis. La psicología es una ciencia que se enfoca en comprender y explicar los procesos mentales, el comportamiento humano y cómo interactúan entre sí. Aunque la psicología moderna se basa en enfoques científicos y empíricos, la mente sigue siendo un concepto fundamental en esta disciplina.

Aquí hay algunas perspectivas y enfoques que la psicología tiene sobre la mente:

1.-Procesos mentales: La psicología se interesa en comprender cómo funcionan los procesos mentales, como la percepción, la memoria, el pensamiento, la emoción y la motivación. Estos procesos son esenciales para comprender cómo los individuos interactúan con el mundo y toman decisiones.

2.-Conciencia: La conciencia es uno de los temas centrales en la psicología. Los psicólogos buscan comprender cómo se origina la conciencia, cómo cambia a lo largo del tiempo y cómo influye en el comportamiento y la experiencia.

3.-Desarrollo cognitivo: La psicología estudia cómo evolucionan y cambian los procesos mentales a lo largo de la vida, desde la infancia hasta la vejez. El desarrollo cognitivo se refiere a cómo las habilidades cognitivas, como el pensamiento lógico y la resolución de problemas, se desarrollan con la edad.

4.-Aprendizaje y memoria: La psicología investiga cómo las personas adquieren nuevos conocimientos y habilidades, así cómo almacenan y recuperan información a través de la memoria.

5.-Emoción y motivación: Los psicólogos se interesan en comprender cómo las emociones se generan, regulan y afectan el comportamiento. También exploran los factores que motivan a las personas a actuar de ciertas maneras.

6.-Psicopatología: En el campo de la psicopatología, se investigan los trastornos mentales y las condiciones psicológicas anormales. Esto incluye el estudio de cómo se desarrollan, se diagnostican y se trata estas condiciones.

7.-Psicología cognitiva: Este enfoque se centra en cómo las personas procesan la información, toman decisiones, resuelven

problemas y generan pensamientos. Examina la estructura y los procesos de la mente desde una perspectiva cognitiva.

En última instancia, en la psicología contemporánea, se considera que la mente y el comportamiento están interconectados y que la compresión de la mente es esencial para comprender el comportamiento humano en todas las facetas. Los avances en tecnología, como la neuroimagen, también han permitido una comprensión más profunda de cómo la actividad cerebral se relaciona con los procesos mentales.

NOVENA PARTE

La identificación entre mente y cerebro puede entenderse de diferentes maneras:

1.-Identidad mente-cerebro: Esta perspectiva sostiene que la mente y el cerebro son idénticos, es decir que las experiencias mentales y los procesos cognitivos pueden reducirse a la actividad neural en el cerebro. En esta visión, la mente es simplemente una manifestación de la actividad cerebral compleja.

2.-Dualismo mente-cuerpo: Aunque menos común en la ciencia moderna, algunas perspectivas sostienen que la mete y el cerebro son entidades separadas pero interconectadas. Esta visión ha evolucionado a lo largo de la historia y puede variar desde el dualismo de sustancia (mente y cuerpo son sustancias distintas) hasta el dualismo de propiedades (la mente y el cuerpo son aspectos diferentes de una misma realidad).

3.-Monismo neutral: Esta perspectiva argumenta que tanto la mente como el cerebro se pueden describir en términos de una tercera entidad neutral, como la información o los estados neuronales.

La mayoría de la investigación científica y la evidencia actual respaldan la idea de que la mente y la conciencia están

intrínsecamente relacionadas con la actividad cerebral. Sin embargo, el problema de como la actividad neural se traduce en experiencias subjetivas y cómo surge la conciencia a partir de procesos biológicos sigue siendo un área de investigación y debate en curso en la neurociencia y la filosofía de la mente.

DECIMA PARTE

INTERACTUACION DE MANERA INTRÍNSECA

La relación entre la mente y el cerebro es más compleja que
simplemente pensar en términos de órdenes transmitidas.
Ambos conceptos están interconectados y trabajan en conjunto
para dar lugar a la experiencia humana y las funciones cognitivas.

En una analogía significada, podrías pensar en el cerebro como el
"hardware" y la mente como el "software". El cerebro es órgano
físico que procesa información, regula funciones corporales y

ejecuta movimientos. La mente, por otro lado, es la experiencia subjetiva, la conciencia, los pensamientos, las emociones y las percepciones que surgen de la actividad cerebral.

La mente y el cerebro interactúan de manera intrínseca:

1.-Procesamiento de información: El cerebro procesa información sensorial y la traduce en experiencias conscientes a través de la mente. Por ejemplo, cuando ves algo, las señales visuales son procesadas por el cerebro y se convierten en la experiencia visual que experimenta tu mente.

2.-Emociones y pensamientos: La mente es donde surgen los pensamientos y las emociones. Estos procesos mentales a menudo están vinculados a patrones de actividad cerebral

específicos. Las emociones pueden influir en la actividad cerebral y viceversa.

3.-Comunicación interna: Si piensas en términos de "órdenes", la comunicación entre la mente y el cerebro no es unidireccional. Es más, como un bucle de retroalimentación. La mente influye en la actividad cerebral, pero también la actividad cerebral influye en la experiencia mental. Este proceso es complejo y no se reduce simplemente a la transmisión de órdenes.

4.-Plasticidad cerebral: La plasticidad cerebral permite que el cerebro se adapte y cambie en función de las experiencias y aprendizajes de la mente. La mente, a través de la experiencia y el pensamiento, puede influir en la estructura y la función del cerebro.

En resumen, el cerebro y la mente están estrechamente relacionados y se influyen mutuamente en un proceso bidireccional. La mente es una manifestación de la actividad cerebral, pero no se limita solo a transmitir órdenes al cerebro. Ambos elementos trabajan juntos para generar la experiencia humana completa.

UNDECIMA PARTE

El cerebro y la mente están estrechamente interconectados y son fundamentales para la experiencia humana. Aunque son conceptos distintos, no se pueden separar fácilmente, ya que la mente emerge de la actividad del cerebro y la actividad del cerebro da lugar a la experiencia mental.

Aquí hay algunas razones por las cuales el cerebro y la mente están estrechamente unidos:

1.-Emergencia de la mente: La mente surge de la actividad compleja y coordinada de las neuronas y las redes neuronales en el cerebro. Aunque no se puede ubicar fácilmente la mente en una región específica del cerebro, es una propiedad emergente de la actividad cerebral en su conjunto.

2.-Correlatos neurales: La neurociencia ha demostrado que hay correlatos neurales específicos para diferentes estados mentales y procesos cognitivos. La actividad en áreas particulares del cerebro está relacionada con funciones como la percepción, el pensamiento, la emoción y la memoria.

3.-Lesiones cerebrales y trastornos: Las lesiones cerebrales y los trastornos neurológicos pueden tener un impacto directo en la mente y la experiencia mental. Cambios en la actividad visual de la relación entre actividad cerebral y la experiencia mental.

Pueden mostrar qué áreas del cerebro están activas durante ciertas tareas o estados mentales.

4.-Influencia bidireccional: Si bien el cerebro da lugar a la mente, la mente también puede influir en la actividad cerebral. Por ejemplo, la meditación y la práctica mental pueden llevar a cambios detectables en la actividad cerebral.

En conjunto, la investigación en neurociencia y psicología ha establecido que el cerebro y la mente son componentes inseparables de la experiencia humana. Aunque las distinciones conceptuales son importantes para la comprensión, en la práctica, la actividad cerebral y la experiencia mental están intrínsecamente relacionadas en un proceso complejo y bidireccional.

DUODECIMA PARTE

MENTE Y CEREBRO EN EL REINO ANIMAL

Tanto en los seres humanos como en muchos animales existe una relación entre el cerebro y la mente, aunque la forma en que se manifiesta puede variar según la especie y su nivel de complejidad cognitiva.

Aquí algunas observaciones y ejemplos relacionados con los animales y la mente:

1.-Comportamiento cognitivo: Muchos animales muestran comportamientos cognitivos complejos, como la resolución de problemas, el aprendizaje y la adaptación al entorno. Esto sugiere que tienen alguna forma de procesamiento mental.

2.-Respuestas emocionales: Se ha observado que algunos animales muestran respuestas emocionales ante ciertos estímulos, como el miedo, la alegría y el afecto. Estas respuestas sugieren que pueden experimentar estados emocionales.

3.-Comunicación: Algunos animales tienen sistemas de comunicación sofisticados que van más allá de las señales básicas. Esto sugiere que pueden tener la capacidad de transmitir información y comprender ciertos contextos sociales.

4.-Empatía y cuidado parental: Algunos animales muestran comportamientos que sugieren empatía y cuidado hacia otros individuos de su especie. Estas conductas pueden ser indicativas de una forma de consideración por el bienestar de los demás.

5.-Juego: El juego en animales, especialmente en mamíferos jóvenes, puede ser una manifestación de procesos mentales que implican exploración, aprendizaje y desarrollo de habilidades sociales.

6.-Aprendizaje por imitación: La capacidad de aprender por imitación, observando y replicando las acciones de otros, también sugiere cierto nivel de cognición y comprensión.

Si bien las capacidades cognitivas y la experiencia subjetiva de los animales pueden ser diferentes de las de los seres humanos, la investigación en el campo de la etología (la ciencia del comportamiento animal) y la neurociencia animal sugiere que existe una relación entre el cerebro y la mente en diversas especies. Cabe señalar que el estudio de la mente en los animales plantea desafíos únicos debido a la dificultad de acceder a la experiencia subjetiva de otras especies.

DECIMOTERCERA PARTE

El cuerpo humano no podría sobrevivir sin la interacción entre el cerebro y la mente. Ambos son componentes esenciales para el funcionamiento y la experiencia humana.

Aquí hay algunas razones por las cuales el cuerpo humano depende de la interacción entre el cerebro y la mente:

1.-Control de funciones vitales: El cerebro es responsable de controlar y regular muchas funciones vitales del cuerpo, como la frecuencia cardíaca, la respiración, la digestión y la temperatura corporal. Estas funciones son esenciales para mantener la vida.

2.-Coordinación motora: El cerebro controla los movimientos voluntarios e involuntarios del cuerpo. Sin esta coordinación, sería imposible moverse, interactuar con el entorno y realizar actividades diarias.

3.-Procesos cognitivos: La mente es responsable de los procesos cognitivos, como el pensamiento, la percepción, la memoria y la toma de decisiones. Estos procesos son cruciales para la adaptación, la resolución de problemas y la toma de decisiones en el entorno.

4.-Conciencia y experiencia: La mente es lo que nos permite tener conciencia de nosotros mismos y del mundo que nos rodea. Experimentamos emociones, pensamientos y percepciones a través de la mente.

5.-Respuestas emocionales: El cerebro y la mente están involucrados en la generación y la regulación de las respuestas emocionales. Las emociones son fundamentales para la interacción social, la adaptación y el bienestar emocional.

6.-Aprendizaje y adaptación: Tanto el cerebro como la mente son cruciales para el aprendizaje y la adaptación a nuevas situaciones y desafíos. La plasticidad cerebral permite al cerebro cambiar y ajustarse según las experiencias y el aprendizaje.

7.-Salud mental y bienestar: La mente influye en la salud mental y el bienestar emocional. La comprensión de los procesos mentales y la capacidad de manejar pensamientos y emociones son vitales para una buena salud mental.

En resumen, la interacción entre el cerebro y la mente es esencial para el funcionamiento integral del cuerpo humano, la supervivencia y la experiencia humana en su conjunto.

Ambos componentes trabajan juntos en un sistema complejo e interdependiente.

En resumen, el cerebro es el órgano físico que realiza una variedad de funciones biológicas y cognitivas, mientras que la mente es una construcción más abstracta que abarca la experiencia consciente y la percepción subjetiva del mundo. La relación entre la mente y el cerebro es compleja y sigue siendo objeto de debate y estudio en la filosofía, la psicología y la neurociencia.

BIBLIOGRAFÍA:

AUTOR:

Antonio Díaz Fernández

COLABORADOR:

Inteligencia Artificial

SEPTIEMBRE 2023

DEDICATORIA:

Al mundo en general y sobre todo a los jóvenes para que sepan
el alcance que puede tener cualquier adversidad en el
funcionamiento normal de la vida.

A mi esposa, que tanto se preocupa por mi en el concepto de saber lidiar con estos temas de actualidad y me anima a seguir escribiendo.

www.ingramcontent.com/pod-product-compliance
Lightning Source LLC
Chambersburg PA
CBHW060901260726
48661CB00008B/3388